RECHERCHES

SUR

LES CAUSES ET LES EFFETS

DE LA

VARIOLÆ VACCINÆ,

MALADIE découverte dans plusieurs comtés de l'Ouest de l'Angleterre, notamment dans le comté de Gloucester, et connue aujourd'hui sous le nom de VÉROLE de VACHE.

PAR EDWARD JENNER, Doct. en Méd. Membre de la société royale, etc., et traduit de l'anglais, par M. L. C. de L******.

Quid nobis certius ipsis
Sensibus esse potest, quo vera ac falsa notemus.
LUCRETIUS.

A LYON,

Chez REYMANN et Ce, Libraires, rue St-Dominique, N° 73.

1800.

A

M. DURET,

D. M.

A ANNONAY,

COMME

UN TÉMOIGNAGE

D'ESTIME ET D'AMITIÉ,

Le Traducteur.

3 Mars 1800.

A. C. PARRY,

DOCTEUR EN MÉDECINE,

A BATH.

MON CHER AMI,

DANS ce siècle de lumières il est assez remarquable qu'une maladie d'une nature aussi particulière que la *Vérole* de *Vache*, qui s'est manifestée depuis un grand nombre d'années dans ce Comté, et dans plusieurs autres des environs, ait échappé pendant si long-temps à l'œil des observateurs. M'étant apperçu que les notions qui existoient sur ce sujet parmi les hommes de notre profession, et autres encore, étoient extrêmement vagues et indéterminées; jugeant de plus que de tels faits pouvoient être à la fois curieux et utiles, j'ai recherché avec la plus stricte exactitude, et autant que des circonstances locales ont pu me le permettre, les causes et les effets de cette singulière maladie.

Voyez dans la dédicace que je vous fais de ce travail une preuve certaine de la considération et des sentimens affectueux qu'a pour vous

Votre sincère ami,

EDWARD JENNER.

Berkeley, dans le comté de Gloucester,
le 21 juin 1798.

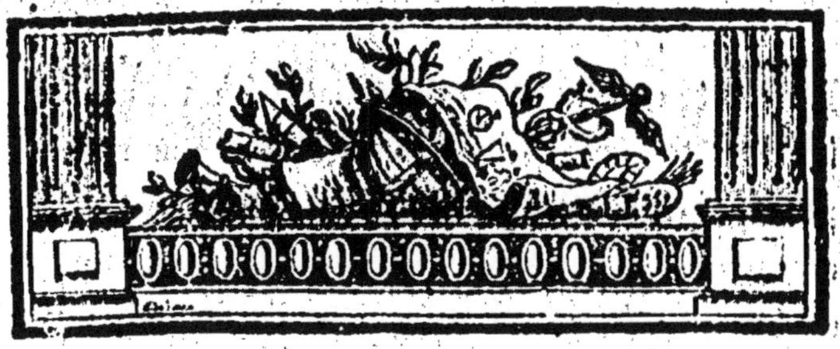

RECHERCHES
SUR
LES CAUSES ET LES EFFETS
DE LA
VARIOLÆ VACCINÆ.

L'HOMME, en s'éloignant de l'état dans lequel il fut originairement placé par la nature, paroît s'être attiré une foule de maux. L'amour de la magnificence, du luxe et des plaisirs l'a familiarisé avec un grand nombre d'animaux, qui n'avoient pas été destinés à lui être associé.

Le loup, désarmé de sa férocité naturelle, occupe aujourd'hui le giron de nos dames (1).

(1) Feu M. John Hunter a prouvé par l'expérience, que e chien n'est autre chose que le loup dans un état de dégénération.

Le chat, que la nature a destiné à vivre dans les forêts, et qui n'est autre chose que le petit tigre de notre île, est également chéri et caressé. La vache, le cochon, le mouton et le cheval, sont tous, par différentes vues intéressées, sous la domination de l'homme.

Depuis que le cheval est réduit à l'état domestique, il est fréquemment sujet à une maladie que les maréchaux experts en Angleterre, appellent *the grease* (1). Elle se manifeste par de l'inflammation et du gonflement dans les talons de l'animal, d'où il s'écoule une matière qui possède des propriétés d'un genre bien particulier; car elle paroît avoir celle d'engendrer dans le corps humain une maladie dont la ressemblance est si frappante avec celle de la petite vérole, que, dans mon opinion, il est extrêmement probable, que c'est là d'où elle tire son origine; mais il faut auparavant qu'elle ait subi une modification dont je vais parler tout-à-l'heure.

Le comté de Berkeley est très-abondant en vaches, et le soin de les traire est

(1) Je ne sais quel nom les maréchaux experts français donnent à cette maladie.

(*Note du Traducteur.*)

indistinctement confié aux hommes et aux femmes. Un des premiers fut chargé de panser les talons d'un cheval attaqué de *the grease :* immédiatement après il fut traire des vaches, sans s'être nettoyé les mains; quelques particules de cette matière infecte y restèrent adhérentes. Il arrive, ordinairement, que dans ce cas là le mal est communiqué aux vaches, et des vaches aux laitières, et qu'il se répand ensuite dans la ferme, au point que le troupeau et les domestiques en ressentent tous les conséquences désagréables. On a donné à cette maladie le nom de VÉROLE de VACHE. Elle se manifeste sur les tetines de cet animal sous la forme de pustules irrégulières, qui au commencement sont d'un bleu pâle, ou plutôt d'une couleur un peu livide, et environnées d'une inflammation érysipélateuse. Ces pustules, à moins qu'on n'y porte un prompt remède, dégénèrent fréquemment en ulcères phagédéniques qui deviennent extrêmement incommodes (1).

(1) Ceux qui dans ce pays soignent les troupeaux malades font usage d'un remède qui arrête promptement les progrès de ce mal. Ils appliquent sur la matière morbifique des dissolutions de VITRIOLUM ZINCI, et de VITRIOLUM CUPRI, etc.

Les vaches sont souffrantes dans cet état, et la secrétion du lait s'affoiblit beaucoup. Il commence à se manifester alors sur les mains et quelquefois sur les poignets de ceux qui sont chargés de les traire, des taches enflammées qui ensuite ressemblent aux petites cloches ou vessies que fait élever une brûlure ; de cet état elles arrivent promptement à celui de suppuration. Le plus communément les taches paroissent sur les articulations des doigts, ainsi qu'à leurs extrémités ; mais quelles que soient les parties affectées, ces suppurations superficielles ont une forme circulaire dont le bord est plus élevé que le centre, et d'une teinte tirant un peu sur le bleu. L'absorption a lieu alors, et il paroît des tumeurs sous les aisselles ; le système est affecté, le pouls devient plus vif, on éprouve alternativement des frissons et de la chaleur, accompagnés d'une lassitude générale, et de douleurs dans les reins et dans les membres, avec des vomissemens ; la tête est souffrante, et le malade tombe même quelquefois dans le délire. Ces symptômes qui varient dans leur degré de violence, durent depuis un jour jusqu'à trois ou quatre, laissant ensuite sur les mains des ulcères qui, par la sensibilité des parties qu'ils occupent, sont très-incommodes, guérissent lentement et deviennent fréquemment phagédéniques, tels que ceux dont ils tirent leur origine. Il survient quelquefois du mal aux lèvres, aux narines, aux paupières et encore à d'autres parties du corps; mais ce n'est évidemment occasioné que par le peu de précaution du malade, qui se frotte ou s'égratigne avec ses doigts infectés. Excepté une seule fois, je n'ai jamais vu que le déclin des symptômes febrilles fût suivi d'une éruption de la peau, et encore dans ce cas, elle fut peu considérable sur les bras : les boutons en étoient très-petits, d'un rouge vif et disparurent promptement, avant même d'arriver à l'état de maturité; en sorte que je ne puis exactement déterminer si cette éruption avoit quelque connection avec les symptômes précédens.

Nous voyons donc cette maladie se communiquer du cheval aux tetines de la vache, et de la vache au corps humain.

Quand la matière morbifique, de quelque genre qu'elle soit, est absorbée dans le système, elle peut produire des effets en quelque façon semblables ; mais ce qui rend le virus de la vérole de vache si extrêmement singulier, est, que la personne qui en a été ainsi affectée se trouve après et pour toujours à l'abri de l'infection de la petite vérole, soit qu'elle s'expose à sa contagion, soit qu'on lui introduise par insertion dans la peau la matière varioleuse.

A l'appui d'un fait aussi extraordinaire, je mettrai un grand nombre d'exemples sous les yeux du lecteur (1).

---

(1) Il est nécessaire d'observer que souvent ces maux pustuleux paroissent spontanément sur les tetines des vaches, et il y a eu des exemples, quoique très-rares, que ces maux se sont communiqués aux mains des domestiques chargés de les traire, et que même ils ont été indisposés par l'absorption de la matière ; mais ces pustules sont d'une nature beaucoup plus douce que celles qui proviennent de cette contagion qui caractérise la vraie vérole de vaches. Elles n'ont pas cette teinte bleuâtre ou livide, elles ne sont point accompagnées d'inflammation érysipélateuse, elles n'ont point cette disposition phagédénique qui est si remarquable dans cette maladie, et se terminent promptement en gales, sans causer aucun désordre apparent dans la vache. Cette espèce de maladie paroît dans différentes saisons de l'année, mais le plus ordinairement au printemps quand les vaches abandonnent la nourriture d'hiver pour vivre d'herbes nouvelles. Elles y sont très-sujettes encore quand elles allaitent leurs veaux. Mais, je le répète, cette maladie ne doit être considérée sous aucun rapport, comme semblable à celle dont je parle ; (la vérole de vache) aussi est-elle incapable de

EXEMPLE Ier.

JOSEPH MERRET, en 1770, etant valet dans une ferme près de Berkeley, fut occasionellement chargé de traire les vaches de son maître : plusieurs chevaux appartenant à la ferme commencèrent à cette époque à avoir des maux aux talons que Merret pansoit fort souvent. La vérole se communiqua bientôt parmi les vaches, et bientôt après aussi plusieurs taches parurent sur ses mains. Il lui survint de l'enflure et de la dureté sous les aisselles, et il en fut indisposé pendant plusieurs jours, au point de ne pouvoir vaquer à ses travaux ordinaires. Il est bon d'observer qu'avant cette épidémie on n'avoit point introduit de nouvelle vache dans la ferme, et qu'il n'y avoit point non plus de domestiques attaqués de la vérole de vache.

En avril 1795, une inoculation générale

---

produire aucun effet spécifique sur la constitution humaine. Cependant, il est de la plus grande conséquence de la faire connoître, dans la crainte que le défaut de distinction ne donne des idées fatales de sécurité contre l'infection de la petite vérole.

ayant lieu dans ce canton, Joseph Merret fut inoculé avec sa famille. A cette époque il y avoit 25 ans qu'il avoit eu la vérole de vache. Quoique la matière varioleuse fût, à différentes reprises, insérée dans ses bras, il ne me fut pas possible de l'en infecter; je n'obtins qu'une efflorescence sur la peau près des parties piquées, qui n'avoit qu'une légère apparence érysipélateuse vers le centre. Pendant tout le temps que sa famille eut la petite vérole, il resta dans la maison avec elle, exposé à la contagion, sans en ressentir le moindre effet.

Il est nécessaire d'observer qu'on s'étoit assuré avec la plus scrupuleuse exactitude qu'aucuns de ceux dont il est ici question n'avoient eu la petite vérole avant les tentatives faites pour la leur communiquer.

Si ces expériences avoient été faites dans une grande ville, ou dans un canton très-populeux, on pourroit conserver quelques doutes; mais dans un lieu où la population est si peu considérable, la petite vérole est un événement, et l'on se rappelle si telle ou telle personne l'a eue; il ne peut s'élever aucune inexactitude sur un fait de cette nature.

EXEMPLE IIe.

SARAH PORTLOCK, de ce lieu, fut infectée de la vérole de vache, il y a 27 ans, elle étoit alors servante chez un fermier du voisinage (1). — En 1792, convaincue qu'elle étoit à l'abri de l'infection de la petite vérole, elle nourrit un de ses enfans qui prit accidentellement cette maladie. Non-seulement cette femme vécut pendant tout le temps qu'elle dura, au milieu de l'infection, mais, bien plus, elle fut elle-même inoculée aux deux bras avec la matière varioleuse, sans éprouver d'autre effet que celui mentionné dans l'exemple précédent.

EXEMPLE IIIe.

JOHN PHILLIPS, artisan de cette ville, eut la vérole de vache à l'âge de neuf ans, il en avoit soixante-deux quand je l'inoculai avec de la matière varioleuse que j'avois eu l'attention de choisir dans son

---

(1) J'ai choisi à dessein plusieurs exemples dans lesquels on remarquera que la vérole de vache avoit eu lieu long-temps avant les épreuves faites avec la matière varioleuse, afin de prouver que le changement produit dans la constitution n'est point affecté par le temps.

état le plus actif ; elle fut prise au bras d'un enfant précisément avant la fièvre d'éruption : l'insertion en fut faite à l'instant. John Phillips ressentit bientôt des élancemens dans cette partie ; il parut une efflorescence qui s'étendit jusqu'au 4e. jour, il ressentit en outre de la tension et quelques douleurs vers l'épaule : mais le 5e. jour ces symptômes commencèrent à s'affoiblir ; ils disparurent entièrement le 6e. et le 7e. sans avoir produit aucun autre effet sur le système.

EXEMPLE IVe.

MARY BARGE, de Woodford, fut inoculée en 1791 avec la matière varioleuse. Une efflorescence d'un rouge pâle se manifesta bientôt vers les parties où l'insertion fut faite, elle s'étendit assez considérablement. Cette efflorescence se dissipa en peu de jours, sans avoir produit aucun symptôme variolique (1). Depuis cette époque elle a été

(1) Il est remarquable que quand le système est disposé a rejeter la matière varioleuse, elle excite plus promptement l'inflammation que lorsqu'elle est productive de la petite vérole. On peut, en quelque façon, regarder cette circonstance comme un signe certain propre à indiquer si l'infection sera admise ou rejetée.

plusieurs fois employée comme garde pour soigner des malades de la petite vérole ; sans en éprouver jamais aucune fâcheuse conséquence. Cette femme avoit eue la vérole de vache 31 ans auparavant, étant au service d'un fermier de cette paroisse.

EXEMPLE Ve.

MADAME H..., femme respectable de cette ville, étant fort jeune, eut la vérole de vache. Elle en reçut l'infection d'une manière assez particulière ; ce fut en maniant des ustensiles (1) dont se servoient les domestiques de la maison, qui avoient contracté cette maladie en trayant les vaches. Cette dame eut sur les mains plusieurs boutons de vérole de vache, il lui en vint aussi au nez ; ceux-ci furent accompagnés d'inflammation et d'une enflure considérable. Bientôt après cet événement, madame H... fut exposée à la contagion, elle n'y auroit certainement pas échappée, si elle avoit été susceptible de la prendre, parce qu'elle fut

(1) Quand la vérole est presque générale dans la laiterie, elle se communique assez souvent à ceux qui ne l'ont pas eue, par le seul maniement des ustensiles où l'on met le lait, comme dans l'exemple ci-dessus.

constamment auprès d'un de ses parens qui eut cette fatale maladie à un degré de violence tel qu'il y succomba.

En 1778, la petite vérole s'établit à Berkeley, et madame H... ayant de l'inquiétude pour elle-même, (quoiqu'elle n'eût éprouvé aucune indisposition au milieu de la contagion où elle avoit vécu) je l'inoculai avec la matière varioleuse la plus active. Cette opération eut les mêmes résultats que dans les exemples précédemment cités, c'est-à-dire, une efflorescence sur le bras, sans aucun effet sur la constitution.

EXEMPLE VIe.

C'est un fait si bien connu parmi nos fermiers, que ceux qui ont eu la petite vérole échappent à la vérole de vache, ou ne l'ont que très-légérement, que, aussitôt que cette maladie se manifeste dans le troupeau, ils se procurent, autant qu'ils le peuvent, de ces personnes, afin que les travaux de la ferme ne soient pas arrêtés.

Au mois de novembre 1796, la vérole de vache se déclara dans la ferme de M. Baker de cette ville; cette maladie y fut apportée par une vache qui en étoit infectée, et qu'il avoit achetée dans une foire du voisinage. Aucune des vaches à lait du troupeau n'échappa à la contagion. La famille étoit composée d'un valet, de deux servantes laitières et d'un jeune garçon qui, avec le fermier, ne manquoient pas de traire le troupeau qui étoit composé de trente vaches, deux fois le jour. Tous ces individus, excepté Sarah Whynne, une des servantes, avoient eu la petite vérole. Le résultat fut que le fermier et le jeune homme échappèrent entièrement à l'infection de la vérole de vache, et que le valet et une des servantes n'eurent l'un et l'autre qu'un bouton sur un de leurs doigts, ce qui ne produisit aucun désordre dans le système : mais que Sarah Whynne, qui, comme nous l'avons observé, n'avoit pas eu la petite vérole, n'en fut pas quitte à si bon marché; car elle fut affectée des symptômes que nous avons décrits à la page 2 et suivante, et dans un degré si violent, qu'obligée de garder le lit, elle ne put vaquer de plusieurs jours à ses travaux ordinaires dans la ferme.

Le 28 mars 1797, j'inoculai cette fille, et j'introduisis avec soin la matière varioleuse dans deux incisions que je fis à son bras gauche : il survint, comme à l'ordinaire, une petite inflammation autour des parties où la matière avoit été insérée; mais elle se dissipa entièrement le cinquième jour sans produire aucun effet sur le système.

Exemple VIIe.

Quoique le récit précédent démontre clairement que la constitution est moins susceptible de la contagion de la vérole de vache, quand on a eu la petite vérole; et quoiqu'en général, comme je l'ai observé, ceux qui, après avoir eu la petite vérole, sont employés à traire les vaches qui sont infectées de la vérole, où échappent à la maladie, ou n'ont que des boutons sur les mains, sans ressentir d'indisposition générale; cependant l'économie animale est sujette à cet égard à quelques variations que nous allons exposer :

Dans l'été de 1796, la vérole de vache parut dans la ferme de M. Andrens, près de Berkeley; elle fut communiquée au troupeau, comme dans l'exemple précédent, par une vache infectée que l'on avoit acheté à une foire du voisinage. La famille du fermier étoit composée de sa femme, deux fils, un valet et une servante, qui tous eurent part, (excepté le fermier qui en craignoit les conséquences plus que les autres) au soin de traire les vaches. Le valet étoit le seul qui n'eût pas eu la petite vérole, cependant aucun d'eux n'échappa à la contagion; ils eurent tous du mal aux mains, et ressentirent une indisposition générale précédée de douleurs et de duretés sous les aiselles; mais le valet fut incomparablement plus maltraité par la maladie que ceux qui avoient déjà eu la petite vérole; car il fut obligé de garder le lit, tandis que les autres n'interrompirent pas d'un instant leurs travaux ordinaires.

Le 13 février 1797, je saisis l'occasion d'inoculer William Rodway, le valet dont je viens de parler. J'insérai de la matière varioleuse dans ses deux bras; au bras droit par le moyen d'une incision superficielle, et au bras gauche par de légères piqûres sous l'épiderme. L'inflammation eut lieu sur les deux bras au troisième jour; elle disparut bientôt autour des parties piquées; mais il se manifesta une légère apparence d'érysipèle sur le bord des incisions qui dura jusqu'au huitième jour ; il ressentit alors durant l'espace d'une demie-heure un peu d'incommodité sous l'aisselle droite : dès cet instant l'inflammation commença à se dissiper sans produire la plus petite marque d'affection dans le système.

EXEMPLE VIIIe.

ELIZABETH WYNNE, âgée de 57 ans, étoit servante laitière, il y a trente-huit ans, chez un fermier du voisinage, lorsque la vérole de vache s'introduisit dans le troupeau ; elle en reçut l'infection, ainsi que le reste des gens de la ferme, mais d'une façon beaucoup plus douce ; il se manifesta un seul petit bouton sur le dernier doigt de la main gauche, l'indisposition générale fut à peine sensible.

Comme cette maladie avoit été pour elle si bénigne, et qu'elle avoit eu lieu à une époque de sa vie déjà si reculée, je m'estimai heureux de trouver l'occasion d'essayer sur sa constitution les effets de la matière varioleuse ; en conséquence, le 28 mars 1797, je l'inoculai par insertion sur le bras gauche, et j'introduisis la matière avec le plus grand soin ; il parut bientôt une petite efflorescence,

cence, accompagnée d'une sensation semblable à un tintement qui fut sentie jusqu'au troisième jour vers les parties où l'insertion de la matière avoit été faite. A cette époque, l'une et l'autre s'affoiblirent tellement, que le cinquième jour il fut déjà évident qu'il n'en résulteroit aucune autre indisposition.

EXEMPLE IXe.

Quoique la vérole de vache soit un préservatif contre la petite vérole, et que la petite vérole adoucisse incontestablement les effets de la vérole de vache, il paroît cependant que le corps humain est toujours plus ou moins susceptible de recevoir l'infection de cette dernière, ainsi que nous allons en donner la preuve.

William Smith, de Pyrton, dans cette paroisse, contracta la vérole de vache en 1780, chez un fermier du canton. Un des chevaux de la ferme avoit du mal aux talons, et il fut chargé d'en prendre soin. Par cette circonstance l'infection fut d'abord communiquée aux vaches, et de ces animaux à William Smith. Il se forma sur ses mains plusieurs ulcères, et il ressentit les symptômes que nous avons décrits plus haut.

En 1791, la vérole de vache se déclara dans une autre ferme où il étoit employé comme valet, il en devint malade une seconde fois; et en 1794, il fut encore assez malheureux pour en être atteint une troisième fois. Le mal fut aussi grave la deuxième et la troisième fois qu'il l'avoit été la première (1).

Au printemps de 1795, ce même homme fut inoculé deux fois avec la matière varioleuse, mais sans aucun effet; depuis il a vécu avec des personnes qui avoient la petite vérole dans son état le plus contagieux, sans en éprouver aucune espèce d'atteinte.

EXEMPLE X^e.

En 1782, Simon Nichols étoit au service de M. Bromedge qui habitoit sur sa ferme, située dans cette paroisse. Il fut chargé de panser les talons d'un des chevaux de son maître, et en même temps d'aider à traire les vaches. Ces animaux, quelques semaines après, par cette communication, furent

(1) Mais généralement cela est bien rare. — Une seconde attaque est communément très-légère. J'ai appris qu'il en étoit de même parmi les vaches.

infectés de la vérole. Simon Nichols quitta le service de M. Bromedge avant le développement de cette maladie, sain en apparence, et fut se placer dans une autre ferme pour y remplir les mêmes fonctions : il n'y fut pas plutôt établi qu'il fut attaqué de taches sur les mains, accompagnées d'une indisposition générale assez forte; et enfin des symptômes ordinaires. Il cacha la nature de son mal à M. Cole, son nouveau maître, et continua à traire les vaches; il les infecta en conséquence de la maladie.

Quelques années après, le même Nichols étoit placé dans une ferme où la petite vérole s'introduisit, je l'inoculai en même temps que plusieurs autres personnes, dont il ne fut pas séparé. Il survint de l'inflammation à son bras; mais ni cette inflammation, ni son association constante pendant toute la maladie avec les autres inoculés, ne produisirent le moindre effet sur sa constitution.

EXEMPLE XI°.

WILLIAM STINCHOMB qui étoit aussi valet du même M. Bromedge, dans le temps que Nichols communiqua l'infection au troupeau de sa ferme, en fut aussi atteint. Il se forma plusieurs ulcères corrosifs sur sa main gauche, et il lui survint une tumeur d'un volume considérable sous l'aisselle du même côté. Il n'eut qu'un seul petit bouton sur la main droite, et n'éprouva ni mal, ni embarras sous l'aisselle correspondante.

En 1792, Stinchomb fut inoculé avec la matière varioleuse, mais il n'en résulta d'autres conséquences qu'une légère inflammation au bras qui dura peu de jours. On inocula dans le même temps un grand nombre de personnes, plusieurs desquelles eurent la petite vérole à un degré de violence qui heureusement est fort rare; il s'associa à dessein aux malades, et n'éprouva point les effets de la contagion.

Les symptômes qu'il apperçut chez ses compagnons, durant le cours de la maladie, rappelèrent si fortement à son esprit ce qu'il avoit lui-même souffert de la vérole de vache, qu'il lui fut impossible de ne pas reconnoître, d'une manière frappante, l'exacte similitude qui existe entre les deux maladies.

EXEMPLE XIIe.

Les pauvres du village de Totworth, dans ce comté, furent inoculés en 1795 par M. Henry Jenner, chirurgien de Berkeley. Il s'en présenta parmi eux huit qui, à différentes époques de leur vie, avoient eu la vérole de vache, une entr'autres, Hestes Walkley, que j'avois soignée en 1782 dans une ferme du même village, où elle en reçut l'infection. Mais ni cette femme, ni aucun de ceux ou celles qui avoient eu la vérole de vache, ne prirent la petite vérole, quoiqu'ils fussent tous inoculés et associés à ceux qui en devinrent malades. Cette preuve de sécurité fut d'autant plus heureuse, que dans cette circonstance plusieurs de ces pauvres femmes étoient enceintes.

EXEMPLE XIIIe.

J'ai eu l'occasion d'observer une fois, que le systême ayant été affecté par la matière sortie des talons du cheval, avoit ensuite préservé de la contagion de la petite vérole; que dans une seconde occasion la petite vérole parut d'une manière équivoque.

et que dans une troisième elle fut complète à tous égards.

Première Observation.

THOMAS PIERRE, fils d'un maréchal-ferrand près de ce lieu, n'avoit jamais eu la vérole de vache; mais comme dans le temps où il étoit chez son père, il avoit pansé des chevaux malades, il lui étoit survenu des ulcères sur les doigts; ces ulcères devinrent en suppuration, et lui occasionèrent une indisposition assez sévère. Six ans après j'insérai dans son bras, à différentes reprises, de la matière varioleuse, et il n'en résulta autre chose qu'une inflammation légère qui parut peu de temps après l'insertion faite de la matière. Je l'exposai ensuite avec aussi peu d'effet à la contagion de la petite vérole (1).

---

(1) C'est un fait remarquable et bien connu de beaucoup de gens, que nous sommes souvent trompés dans nos efforts pour communiquer la petite vérole par inoculation, aux maréchaux-ferrands. Il arrive fréquemment, comme dans l'exemple précédent, ou qu'ils résistent complétement à la contagion de la petite vérole, ou qu'ils ne l'ont qu'irrégulièrement.

EXEMPLE XIV.

Deuxième Observation.

M. JAMES COLE, fermier de cette paroisse, reçut cette maladie par les causes que nous venons d'indiquer dans l'observation précédente, et quelques années après il fut inoculé avec de la matière varioleuse. Il ressentit pendant trois ou quatre heures un peu de douleur sous l'aisselle et une légère indisposition ; il se fit une éruption au front, qui disparut avant d'être venue à l'état de maturité.

EXEMPLE XV.

Troisième Observation.

Quoique dans les deux précédentes observations il paroît à peu près prouvé que l'absorption de la matière qui sort des talons du cheval est un préservatif contre la contagion de la petite vérole, cependant l'exemple suivant va démontrer qu'il ne faut y mettre une confiance entière que lorsque cette matière morbifique a été communiquée *du cheval à la vache, et de ce medium au corps humain.*

M. Abraham Riddsford, fermier de cette paroisse, ayant pansé une jument qui avoit du mal aux talons, eut des ulcères très-douloureux sur les mains, des tumeurs sous les aisselles, et éprouva une indisposition générale fort sévère. Le chirurgien du voisinage qui lui donna ses soins, frappé de la ressemblance de ces ulcères avec ceux de la vérole de vache, et connoissant aussi les effets de ce virus sur le corps humain, l'assura qu'il n'avoit plus rien à craindre de l'infection de la petite vérole ; mais cette assertion ne fut pas vraie ; car, environ vingt ans après, il fut atteint de cette maladie, qui fut, à la vérité, extrêmement bénigne dans son cours régulier. Il existoit certainement une différence sensible, quoique difficile à peindre, entre les pustules de la première maladie qu'il eut, et celles que nous voyons communément. D'autres chirurgiens qui, à ma requête, visitèrent le malade, furent de mon opinion sur ce point; cependant il n'est pas douteux que cette petite vérole ne fût complète, car j'inoculai plusieurs individus de sa famille avec du virus que je pris dans ses pustules, ils eurent tous la maladie accompagnée de ses caractères ordinaires.

EXEMPLE XVI°.

SARAH NELMES, servante chez un fermier de cette contrée, fut infectée de la vérole de vache, en mai 1796; elle reçut l'infection sur une partie de la main qui, par accident, avoit été légérement égratignée. A l'endroit de cette égratignure, il survint un gros bouton pustuleux, accompagné du malaise qui en est la conséquence ordinaire. Cette pustule avoit si fort le caractère de la vraie vérole de vache, telle qu'elle paroît ordinairement sur les mains, que j'ai cru devoir la représenter dans la planche suivante. Les deux petites pustules qui s'élèvent vers le poignet proviennent de l'application du virus, et de quelque frottement sur cette partie de la peau; mais la teinte livide, si elle a jamais existé dans cette circonstance, n'étoit pas apparente lorsque je vis la malade. La pustule dessinée sur l'index n'existoit pas sur le doigt de cette jeune femme, mais je l'ai placée là dans le dessein de représenter la maladie dans ses commencemens.

Nota. Comme ces planches auroient augmenté de beaucoup le prix de cette traduction, nous avons cru pouvoir les supprimer d'autant mieux que ce que l'auteur en dit ici peut en donner une idée suffisante.

EXEMPLE XVIIe.

Première Expérience faite avec le virus de vache pris chez Sarah Nelmes, en 1796.

Pour observer avec plus de soin les progrès de l'infection, je choisis un garçon de huit ans plein de force et de santé, dans le dessein de lui inoculer la vérole de vache. La matière fut prise à une des pustules de la main de Sarah Nelmes, (voyez l'exemple ci-dessus).

Le 14 mai 1796, j'en fis l'insertion dans le bras du jeune homme, par le moyen de deux incisions superficielles, l'une et l'autre de la longueur d'un demi-pouce.

Le septième jour, il se plaignit d'une petite douleur sous l'aisselle, et le neuvième il ressentit quelques frissons, perdit l'appétit et eut un léger mal de tête. Pendant toute la journée il continua à être perceptiblement indisposé ; il eut pendant la nuit un sommeil accompagné de quelque degré d'inquiétude ; mais le jour suivant il étoit parfaitement bien.

A l'égard des incisions, leurs progrès pour arriver à l'état de maturité furent absolument les mêmes que dans l'inoculation avec la matière varioleuse. La seule différence qui m'ait paru sensible, est dans l'état du fluide limpide qui tire son action du virus, et dont la teinte est d'une couleur plus foncée que celle de l'efflorescence qui s'étend autour des incisions, et qui semble plus participer de la couleur de l'érysipèle, que quand on a fait usage de la matière varioleuse. Au reste, le tout disparut promptement, laissant sur les parties inoculées des gales et des croutes qui ne causèrent ni à mon malade, ni à moi la plus petite inquiétude.

Dans la vue de m'assurer si ce jeune homme, après avoir ressenti une aussi légère affection dans le système par le virus de la vérole de vache, étoit à l'abri de la contagion de la petite vérole, il fut inoculé le 1er juillet suivant avec de la matière varioleuse tirée d'une pustule. A l'instant je lui fis plusieurs piqûres et incisions sur les deux bras, et j'y introduisis la matière avec toute le soin possible. Il n'en résulta rien de grave. J'observai seulement sur les bras ce que nous avons presque toujours vu, quand celui qui a eu la vérole de vache, ou la petite vérole, a été de nouveau inoculé. Plusieurs mois après il fut encore réinoculé avec la matière varioleuse; cette dernière opération ne produisit non plus aucun effet sensible sur sa constitution.

Mes recherches furent interrompues à cette époque jusqu'au printemps de l'année 1798, quand, à cause de l'humidité du commencement de cette saison, beaucoup de chevaux dans ce pays furent attaqués de maux aux talons; en conséquence, la vérole de vache se manifesta dans plusieurs de nos fermes. Cette circonstance me procura une nouvelle occasion d'étendre mes observations et mes expériences sur cette curieuse maladie.

Dans une ferme située sur une paroisse du voisinage, à la fin de février 1798, une jument fut attaquée de mal aux talons; cette bête étoit tour à tour soignée par les valets de la ferme, Thomas Virgoe, William Wherret et William Haynes, qui répandirent l'infection parmi les vaches; eux-mêmes alors en furent infectés avant le troupeau; il leur vint des ulcères aux mains, accompagnés d'une inflammation des glandes lymphatiques aux bras et aux aisselles, de frissons et de la chaleur, d'une lassitude générale et de douleurs dans les membres. Un seul paroxisme termina la maladie ; vingt-quatre heures après leur santé fut rétablie, et il ne leur resta que les ulcères sur les mains. Haynes et Virgoe, qui avoient eu la petite vérole par inoculation, rendirent compte de ce qu'ils avoient ressenti de manière à faire juger que la ressemblance étoit parfaite avec les maux qui accompagnent la petite vérole. Wherret étoit le seul parmi eux qui n'avoit pas eu cette dernière maladie.

La maladie s'établit ensuite parmi les vaches environ dix jours après les premiers pansemens faits aux talons de la jument ; leurs tetines, comme à l'ordinaire, se couvrirent de pustules bleuâtres ; mais elles firent peu de progrès, parce qu'on y porta remède de bonne heure.

EXEMPLE XVII.

JOHN BAKER, âgé de cinq ans, fut inoculé le 16 mars 1798, avec de la matière prise sur la main de Thomas Virgoe. Cet enfant tomba malade le sixième jour, et eut les symptômes que donnent la vérole de vache. Le huitième jour il fut libre de toute indisposition.

Il y eut quelque variété dans l'apparence de la pustule du bras, quoiqu'elle ressemblât assez à une pustule de petite vérole. Cependant, cette ressemblance n'est pas aussi exacte que quand la matière a été communiquée par la vache, ou encore quand cette matière sortant de la tetine, a été modifiée dans le corps humain.

Cette expérience fut faite pour s'assurer des progrès et des effets subséquens de cette maladie, quand elle est ainsi propagée.

Nous avons vu que, quoique le virus procédant du cheval soit quelquefois contagieux pour le corps humain, il n'est pourtant pas aussi sûr qu'il préserve le système de la contagion variolique, comme quand il a passé par le médium de la vache. Il reste donc à décider encore si la matière, en passant directement du cheval dans le corps humain, a la propriété de le préserver contre l'infection de la petite vérole: je me serois déjà assuré de cela, si le jeune Jonh Baker, sur lequel, comme on l'a vu, j'ai fait la première partie de cette expérience, n'avoit pas été attaqué peu après, dans une maison de travail, d'une fièvre contagieuse qui ne le rendoit pas propre à la poursuite de cette découverte.

EXEMPLE XIXe.

WILLIAM SUMMER, âgé de cinq ans et demi, fut inoculé le même jour que Baker, avec de la matière prise sur *les tetines d'une vache* de la ferme dont nous avons parlé à la page 28. Il fut indisposé le sixième jour, vomit une fois et éprouva jusqu'au huitième les légers symptômes ordinaires, ensuite il fut très-bien. Les progrès de la pustule formée par l'infection du virus, furent semblables à ceux de l'exemple dix-septième, avec cette seule différence pourtant, qu'elle n'avoit pas la teinte livide que nous remarquâmes alors.

EXEMPLE XXe.

DE William Summer, cette maladie fut communiquée à William Pead, âgé de huit ans. Il fut inoculé le 28 mars. Le sixième jour il se plaignit de douleurs à l'aisselle, et le septième il fut affecté des symptômes ordinaires *chez ceux qui reçoivent la petite vérole par inocula-*

tion; ils continuèrent pendant trois jours; la fièvre dont il fut saisi eut une ressemblance si parfaite à celle de la petite vérole, que je crus devoir examiner son corps pour voir si je découvrirois quelque éruption sur la peau, mais il n'en parut pas. La rougeur de l'efflorescence qui environnoit les parties piquées sur le bras de l'enfant, caractérisoit véritablement celle qui est produite par la matière varioleuse inoculée.

EXEMPLE XXI.

Le 5 avril, plusieurs enfans et adultes furent inoculés du bras de William Pead. Presque tous ressentirent l'indisposition le sixième jour, et étoient bien le septième; mais trois d'entre eux éprouvèrent une seconde indisposition qui provint d'une inflammation érysipélateuse très-étendue sur les bras inoculés. Cet accident me parut tirer son origine de l'état de la pustule qui s'étendit au-dehors, et qui occupa le demi diamètre environ d'une pièce de douze sous. L'un d'eux étoit âgé de dix-huit mois. Par l'application de l'onguent mercuriel sur les parties enflammées, (traitement que l'on ne sauroit trop recommander en pareille

circonstance

circonstance dans la petite vérole inoculée) le mal se dissipa sans beaucoup de peine.

Hannah Excell, âgée de sept ans, d'une santé ferme, et un des sujets ci-dessus mentionnés, reçut l'infection par l'insertion du virus sous l'épiderme, en trois endroits différens du bras. Les pustules qui s'élevèrent ressembloient si fort (à l'époque du douzième jour) à celles que procure l'insertion de la matière varioleuse, qu'un inoculateur expérimenté auroit eu bien de la peine à découvrir une ombre de différence. L'expérience m'apprend aujourd'hui que la seule variété qui existe se trouve dans la fluidité des pustules qui se conservent limpides presque jusqu'au moment où elles disparoissent, tandis que celles de la petite vérole deviennent purulentes.

Exemple XXII.

On prit de la matière du bras de cette jeune fille, et le 12 avril on en inséra dans ceux de

John Macklove, âgé de dix-huit mois.

Robert F. Jenner, âgé de onze mois.

Mary Pead, âgée de cinq ans.

Mary James, âgée de six ans.

L'infection ne put se communiquer à Robert F. Jenner. L'inflammation eut lieu sur le bras des trois autres, et ils furent indisposés selon la manière ordinaire : mais dans la crainte que l'inflammation ne devînt trop forte, comme dans le cas précédent, je crus devoir arrêter cet accident à sa source, et en conséquence, après que l'indisposition générale eut duré douze heures, j'appliquai, à deux d'entre eux, sur la vessie formée par le virus, un caustique mitigé, composé de parties égales de chaux vive et de savon, que je laissai pendant six heures sur les parties souffrantes (1). Ce remède, qui parut ne pas faire souffrir beaucoup les enfans, eut tout le succès que j'en attendois ; non-seulement il arrêta les progrès que l'inflammation auroit pu faire, mais encore il sembla produire un autre avantage; car demi-heure après son application l'indisposition générale cessa entièrement (2) : ces précautions cependant furent peut-être inutiles, car le bras du troisième enfant,

(1) Peut-être que quelques touches avec le lapis septicus, auroient été également efficaces.

(2) Quel effet produiroit un semblable traitement dans l'inoculation de la petite vérole !

sur lequel je n'avois rien appliqué, guérit aussi promptement et sans érysipèle.

EXEMPLE XXIII.

Du bras de cet enfant on communiqua l'infection à J. Barge, âgé de sept ans. Il ressentit l'indisposition générale et ordinaire au huitième jour, avec les mêmes symptômes. L'inflammation ne fut autre chose que cette simple efflorescence qui environne ordinairement la pustule, ainsi que cela se voit souvent dans la petite vérole inoculée.

Après les essais multipliés et toujours infructueux pour donner la petite vérole à ceux qui ont eu la vérole de vache, il ne me convenoit, ni il n'étoit nécessaire de réinoculer tous ceux sur lesquels j'avois fait ces derniers essais. Cependant je pensai qu'il étoit à propos de voir encore quel seroit sur eux l'effet de la matière varioleuse, particulièrement sur William Summer, le premier de ces sujets qui avoit été infecté de la vérole de vache. Il fut donc en conséquence inoculé de nouveau avec la matière varioleuse extraite d'une pustule encore toute fraiche; mais, comme dans les cas précédens, sans que le système en fût le moins du monde affecté. J'eus aussi l'occasion de faire inoculer par mon neveu, M. Henry Jenner, les nommés Pead et Barge. Voici le rapport qu'il me fit à ce sujet :

« J'ai inoculé Pead et Barge, deux des » enfans auxquels vous avez communiqué » dernièrement la vérole de vache. Dès le » second jour l'inflammation se manifesta » autour des incisions, mais elle fut peu vive. » Le troisième jour ce symptôme s'accrut » et occasionna des démangeaisons considé- » rables. Le quatrième jour l'inflammation » diminua d'une manière sensible, et le » sixième il étoit à peine possible de l'ap- » percevoir. Il n'en est pas résulté d'autre » indisposition.

» Pour me convaincre que la matière » varioleuse que j'avois employé étoit dans » un état parfait, j'inoculai dans le même » temps et avec la même matière un sujet » qui n'avoit pas eu la petite vérole. Cette » inoculation fut productive de la petite » vérole la plus régulière. »

Toutes ces expériences m'ont donné beaucoup de satisfaction ; elles m'ont incontestablement prouvé que la matière, en passant d'un sujet à l'autre, n'avoit encore rien perdu de sa propriété originaire à la cinquième gradation, John Barge étant le cinquième qui reçut par succession l'infection de William Summer, qui avoit été inoculé avec du virus *pris sur les tetines de la vache.*

Je terminerai maintenant ces recherches par quelques observations générales sur ce sujet, et sur quelques autres qui n'y sont pas étrangers.

Quoique je ne pense pas qu'il soit nécessaire de produire un plus grand nombre de preuves à l'appui de mon assertion; *que la vérole de vache est un préservatif contre l'infection de la petite vérole*, cependant, ce m'est une satisfaction considérable de pouvoir ajouter, que lord Somerville, président de la société d'agriculture, sous les yeux duquel cet ouvrage a été mis par sir Joseph Banks, s'est convaincu par des informations précises, que mes observations étoient confirmées par le témoignage concordant de M. Dolland, chirurgien, qui s'est livré aux mêmes recherches dans une province éloignée de celle-ci. A l'égard de l'opinion énoncée, que *la source de l'infec-*

tion est une matière morbifique qui tire son origine du cheval, quoique je ne puisse l'étayer par des expériences faites sous mes yeux ; je crois cependant l'avoir établie avec suffisamment d'évidence.

Ceux qui ne sont pas dans l'habitude de faire des expériences ne savent pas combien il est difficile de réunir toutes les circonstances qui sont nécessaires pour les rendre parfaitement décisives ; ni combien les personnes de ma profession particulièrement sont exposées à éprouver des interruptions qui en arrêtent le cours, et leur en font perdre le fruit au moment de le recueillir. Malgré cela je crois qu'il ne peut pas exister le moindre doute relativement à l'origine de cette maladie, (la vérole de vache) étant bien convaincu qu'elle n'a jamais lieu parmi les vaches que lorsque les domestiques chargés de les traire, prennent soin en même-temps des chevaux malades ; ou à moins que la maladie n'ait été communiquée au troupeau par une vache déjà infectée que l'on y introduit, ou encore par un individu qui l'est aussi.

Je devois compléter mes expériences sur cet objet au printemps de 1797, parce qu'il arrive fréquemment que les chevaux des fermiers étant souvent exposés aux pluies froides de cette saison, contractent plus facilement les maux aux talons. Mais, contre mon attente, par sa recherche extraordinaire, elle fut tout-à-fait contraire à mes vues, et la vérole de vache ne se manifesta pas dans le voisinage.

Il faut que la qualité active du virus pris au talon du cheval s'accroisse de beaucoup après avoir agi sur les tetines de la vache, puisqu'il arrive *rarement* que le *cheval communique son mal à celui qui en prend soin*, et que d'un autre côté, il arrive encore aussi rarement que les domestiques échappent à l'infection, lorsqu'ils trayent des vaches malades. Cette matière est plus active au commencement de la maladie, même avant qu'elle ait acquis une espèce de consistance de pus ; bien plus, je suis porté à croire qu'elle perd sa propriété aussitôt que cette consistance existe tout-à-fait. Il est extrêmement probable que c'est seulement ce fluide léger, d'une teinte un peu obscure, qui s'écoule des crevasses nouvellement formées aux talons, qui possède les plus certaines (1). Je ne suis pas assuré que les tetines de la vache soient dans tous les temps en état de recevoir l'infection. L'apparition de cette maladie au printemps et au commencement de l'été, époque auxquelles les vaches sont plus disposées à des éruptions spontanées, me fait juger que c'est alors qu'il faut leur communiquer le virus du cheval, parce qu'il doit produire sur elles des effets plus prononcés. Cependant, c'est à l'expérience à déterminer ce point. Toutesfois il est clair que quand le virus de la vérole de vache a été une fois engendré, les autres vaches ne peuvent plus résister à la contagion, dans quelqu'état que soient leurs tetines, si elles sont traites par des mains infectées.

Je ne puis positivement déterminer l'effet de la matière, soit du cheval, soit de la vache sur la peau du corps humain lorsqu'elle n'est point entamée, je le crois nul,

(1) Il est très-aisé de se procurer du pus de maux anciens aux talons des chevaux ; j'en ai souvent fait l'insertion dans des égratignures faites sur les tetines de la vache, et je n'en ai jamais obtenu que de simples inflammations.

excepté sur les parties où elle est extrêmement mince, comme sur les lèvres, par exemple. J'ai connu une pauvre fille qui attrapa un ulcère sur la lèvre, parce qu'elle portoit souvent à la bouche un de ses doigts, sur lequel elle souffloit pour appaiser la douleur que lui causoit un ulcère de vérole de vache qu'elle y avoit. Les mains des domestiques de fermiers, à cause de la nature de leurs occupations, sont presque toujours entamés dans quelques-unes de leurs parties, soit par des coupures, des piqûres, des égratignures, etc. en sorte que ces petits accidens les tiennent constamment en état de ressentir les conséquences d'être exposés à la matière infecte.

Il est digne de remarquer que la vérole de vache qui est un préservatif assuré contre la petite vérole, ne l'est pas contre elle-même ; car nous avons déjà observé dans l'exemple neuvième, que la même personne l'a eue plusieurs fois : à l'appui de cet exemple, en voici encore un autre.

Elizabeth Wynne, qui eut la vérole de vache en 1759, fut inoculée sans effet, en 1797, avec la matière varioleuse. En 1798, elle reprit la vérole de vache. Quand je la vis elle étoit au huitième jour de la maladie, elle ressentoit une lassitude générale, des frissons, de la chaleur et du froid aux extrémités; son pouls étoit vif et irrégulier. Ces symptômes furent précédés d'une douleur sous l'aisselle; elle avoit sur la main une large pustule qui ressembloit à celle qui a été représentée dans la planche.

Il est curieux d'observer encore que le virus, dont les effets sont indéterminés et incertains avant d'avoir passé du cheval dans le médium de la vache, puisse alors, non-seulement devenir plus actif, mais invariablement et complétement posséder ces propriétés spécifiques, qui développent dans la constitution humaine des symptômes semblables à ceux de la fièvre variolique, et y effectuent de plus un changement si salutaire, qu'elle est ensuite et pour toujours à l'abri de la contagion de la petite vérole.

Ne pourroit-on donc pas raisonnablement conjecturer que la source de la petite vérole est dans cette matière morbifique, d'un genre particulier, engendrée par une maladie du cheval, que des circonstances accidentelles ont pu aggraver de plus en plus, et qui a fini, en s'éloignant de son origine, par acquérir ces facultés contagieuses et dévastatrices dont nous ressentons tous les jours les funestes effets ? Et en considérant quel changement la matière infecte éprouve en engendrant une maladie dans la vache, pourquoi ne penserions-nous pas que plusieurs maladies contagieuses qui circulent parmi nous, ne doivent leur existence qu'à une origine *composée* ? Par exemple, est-il difficile de croire que la rougeole, la fièvre scarlatine, et les maux de gorge ulcéreux qui sont accompagnés de taches sur la peau ; est-il difficile de penser, dis-je, que toutes ces maladies n'aient une source commune, et que les variétés qui les distinguent entre elles, ne soient que le résultat de la nature de leurs nouvelles combinaisons ? On peut se faire la même question relativement à l'origine d'un grand nombre de maladies contagieuses qui ont entre elles de fortes analogies.

Indépendamment des différences et des variétés qui existent entre les petites véroles simples et confluentes, dans ce qu'on appelle leur marche naturelle, il se trouve encore bien d'autres nuances. Il y a environ sept ans qu'il se répandit une espèce de petite vérole dans plusieurs villes et villages du comté de Gloucester ; elle fut d'une nature si douce, et conséquemment si peu effrayante pour les habitans, qu'il n'interrompirent pas plus leurs communications entre eux que s'il n'avoit pas existé d'épidémie. Il n'arriva pas un seul accident ; il n'y eut pas même une seule petite vérole confluente. Pour donner enfin une idée exacte de sa bénignité, j'ajouterai qu'on rassembla cinquante individus qui furent mis ensemble pêle-mêle et infectés, en les exposant à la contagion : ils eurent tous la maladie d'une manière aussi légère et aussi douce que s'ils avoient été inoculés par les procédés ordinaires avec la matière varioleuse. Le caractère de douceur qui la rendit si remarquable ne put être attribué ni au temps, ni à la saison. Je fis pendant toute l'année des observations météorologiques dont le résultat fut qu'il n'y avoit pas eu de différences essentielles dans l'atmosphère entre cette année et les précédentes, j'en conclus donc que cette maladie n'étoit qu'une variété de la petite vérole (1).

Dans plusieurs des exemples précédens, j'ai eu soin de parler de l'examen qui fut fait de la matière varioleuse, avant d'en faire l'insertion dans le bras des sujets qui avoient déjà eu la vérole de vache : cette attention est de la plus grande importance dans ces expériences, et je la reccommande particulièrement aussi à ceux qui inoculent la petite vérole, afin de prévenir beaucoup de méprises et de confusions, dans la suite. Dans la vue de donner plus de poids à une précaution si nécessaire, je prendrai la liberté de faire une petite digression sur quelques conséquences désagréables qui sont venues à ma connoissance.

Un médecin qui n'existe plus, mais qui a inoculé pendant plusieurs années dans ce voisinage, conservoit ordinairement la matière varioleuse dans son état de fluidité sur

(1) Mon ami, le docteur Hicks de Bristol, qui, durant cette maladie épidémique, étoit à Gloucester en qualité de médecin de l'hôpital de cette ville, eut l'occasion de faire à ce sujet de nombreuses observations qu'il est dans l'intention de communiquer au public.

de la charpie ou du coton, qu'il mettoit ensuite dans une fiole bouchée avec du liège : il portoit cette fiole dans une poche où elle étoit tenue chaudement, circonstance certainement très-favorable pour établir promptement la putréfaction dans cette matière. Il inséroit de cette matière dans le bras de ses patiens ; l'inflammation s'établissoit sur les parties incisées ; les glandes axillaires se gonfloient, la fièvre survenoit suivie de temps en temps d'éruptions. Mais qu'est-ce que c'étoit que cette maladie ? Ce n'étoit certainement pas la petite vérole ; car la matière, ayant perdu par la putréfaction, ou subi par une altération quelconque, ses propriétés spécifiques, ne pouvoit plus engendrer cette maladie. Cela est si vrai, que ceux qui avoient été inoculés par cette méthode irréfléchie, étoient dans la suite aussi exposés qu'auparavant, comme l'expérience l'a prouvée, à recevoir l'infection de la petite vérole. J'en ai connu plusieurs qui, se croyant à l'abri de la contagion, ont été dans la suite de malheureuses victimes de leur confiance.

J'ai connu encore quelques autres inoculateurs qui, suivant une méthode aussi erronnée, aussi funeste, c'est-à-dire, employant la matière varioleuse ainsi décomposée ou atténuée, croyoient communiquer à leurs patiens une véritable petite vérole. Je saisis avec empressement l'occasion de dénoncer des erreurs aussi fatales; et dans la vue de faire augmenter les précautions, je vais ajouter une autre observation sur le même sujet de l'inoculation (1).

---

(1) Ce que l'auteur vient de dire en parlant d'un virus variolique qui n'a pas, ou qui a perdu ses propriétés spécifiques, rappelle à ma mémoire les expériences d'un médecin de la faculté de Montpellier, membre de la société royale de médecine et associé correspondant de celle de Londres, avec lequel j'ai eu autrefois, et pendant longues années, des liaisons très-intimes. Dire que ce médecin étoit en quelque façon l'élève et l'ami du célèbre M. de la Mure, c'est en faire suffisamment l'éloge, sous les rapports des connoissances et des qualités sociales. Le docteur C..... avoit déjà beaucoup pratiqué l'inoculation avec tout le succès imaginable; il avoit fait en outre beaucoup d'observations et d'expériences, et notamment sur lui-même, j'en ai été le témoin: c'est lui aussi qui avoit réussi à donner la petite vérole à des moutons, pour les préserver d'une maladie qui paroît y avoir quelques rapports, et qui souvent fait de grands ravages dans les troupeaux en Languedoc. Il faudroit avoir plus de mémoire et de connoissance de cet art que je n'en ai, pour se rappeler avec exactitude les résultats, souvent curieux, qu'il obtint par ses expériences multipliées. Mais voici un fait dont je suis encore en état de rendre compte, parce qu'il est simple, et ne s'est pas effacé de mon souvenir. Le docteur C..... avoit été amené par une suite de réflexions

Je ne sais s'il est encore démontré par l'expérience, que telle ou telle quantité de matière variolique introduite par insertion dans la peau, produise quelque différence relativement à la violence ou à la bénignité de cette maladie; mais j'ai les plus fortes raisons de supposer que si les piqûres ou les incisions sont profondes et blessent la membrane adipeuse, on court le risque d'augmenter de beaucoup la sévérité de la petite vérole. J'ai connu un inoculateur dont la

et d'analyses, à faire des expériences avec la matière séreuse quand elle est encore loin de l'état de maturité. En conséquence, il inséra la matière séreuse dans le bras d'un enfant qui eut une petite vérole fort bénigne, accompagnée de tous les symptômes ordinaires, mais infiniment adoucis. Dès le cinquième jour il se manifesta un léger mouvement de fièvre. Tous les intervalles dans les autres parties de cette maladie éprouvèrent aussi un raccourcissement considérable; enfin, sa marche entière fut de beaucoup plus rapide. Il répéta ensuite les mêmes expériences sur plusieurs autres individus, et en obtint exactement les mêmes résultats. Le docteur C.... crut alors avoir fait une découverte importante; il me la confia, ainsi que l'ouvrage qu'il écrivit sur ce sujet : mais heureusement qu'avant de le donner au public il eut l'occasion de se convaincre qu'il n'avoit fait qu'une de ces découvertes fatales qu'il est dangereux de propager; car l'un de ces enfans, exposé à la contagion de la petite vérole, en reçut l'infection, et les autres, qu'il réinocula aussitôt selon les procédés les plus usités, la reprirent tous également. (*Note du Traducteur.*)

pratique

pratique étoit, pour me servir de ses expressions, *d'entamer la chair jusqu'à ce qu'il vît un morceau de graisse*, et d'établir là la matière varioleuse : le grand nombre d'accidens fâcheux, indépendamment des inflammations et des abcès qui résultent de cette pratique cruelle, est presque inconcevable ; car je ne puis pas les attribuer à d'autres causes.

Un autre inoculateur, que je me rappelle fort bien, avoit l'habitude de pincer une petite partie de la peau du bras, et de passer au travers, par le moyen d'une aiguille, un fil imprégné de matière varioleuse ; ce fil y restoit et se trouvoit en contact avec la membrane cellulaire. Cette pratique étoit accompagnée de suites aussi fâcheuses que celles dont nous venons de parler plus haut. Quoiqu'il soit improbable que quelqu'un veuille aujourd'hui inoculer d'une manière aussi barbare, ces observations ne seront cependant pas inutiles ; elles avertiront au moins les inoculateurs de se tenir en garde contre les coups de lancette lorsqu'ils attaquent la peau des enfans qui, comparée à la nôtre, est extrêmement mince.

Un de mes respectables amis, le docteur Hardwicke, habitant de Sodbury, dans ce comté, avoit inoculé un grand nombre de sujets avant l'introduction de la méthode indiquée par *Sutton*, et avec de tels succès qu'il ne lui est pas plus arrivé d'accidens avant qu'après l'adoption de cette méthode. Ce docteur avoit pour habitude de faire sur la peau une incision aussi légère que possible, et d'y placer un fil saturé de matière variolique. Quand le mal commençoit à se développer, conformément à la coutume générale de ce temps-là, on mettoit les inoculés au lit, où on les tenoit dans un état de chaleur modérée. D'après cet exemple, n'est-il pas vraisemblable que le succès de la pratique moderne provient encore plus de l'usage où l'on est actuellement de faire une légère incision sur la peau, que du traitement subséquent de cette maladie?

Je ne prétends pas insinuer pour cela que l'air extérieur et la boisson de l'eau froide, quand le malade éprouve de la chaleur et de l'altération, ne puissent modérer les symptômes éruptifs et diminuer le nombre des pustules. Mais pour en revenir à ma première observation, je ne puis rendre compte des succès presque non interrompus d'un inoculateur, ainsi que du malheureux état des patiens qui étoient confiés à la pratique particulière de quelques autres; le traitement général étant d'ailleurs à peu près le même chez eux tous, sans en tirer la conséquence que cette différence naît des différens procédés d'insertion pour engendrer la petite vérole.

Comme ce n'est pas l'insertion de la matière identique qui est absorbée dans la constitution, mais que c'est celle qui est préparée par quelques procédés particuliers dans l'économie animale; n'est-il pas probable que les différentes parties du corps humain peuvent préparer ou modifier différemment le virus variolique? Quoique la peau, par exemple la membrane adipeuse, ou les membranes mucillagineuses puissent produire le virus variolique, par le stimulant des particules de cette matière qui y sont déposées; cependant je suis porté à penser que chacune de ces parties est capable de produire quelques modifications diverses dans les qualités de la matière, avant qu'elle ait affecté la constitution entière. S'il en étoit autrement, où seroient les différences si remarquables qui existent entre la petite vérole accidentelle, celle que l'on appelle naturelle, et celle que l'on donne artificiellement par le médium de la peau ? Au reste, ces particules varioliques possèdent-elles toutes leurs principes spécifiques et contagieux quand elles sont introduites, et même sans altération, par les conduits lymphatiques dans les vaisseaux sanguins ? Non, je ne le pense pas : car autrement, à de certaines époques de la petite vérole, ne trouverions-nous pas la masse du sang assez chargée de ces particules varioliques pour communiquer la maladie par une sorte de transfusion sous l'épiderme ? Cependant les expériences ont prouvé qu'il est impraticable de la communiquer par cette voie ; quoique d'autre part il ait été démontré que la matière varioleuse délayée avec de l'eau et insérée dans la peau, selon la manière accoutumée, est productive de la petite vérole. Ce seroit beaucoup trop excéder les bornes d'une simple digression que de s'étendre davantage sur ce sujet.

A quelle époque a-t-on eu la première connoissance de la vérole de vache ? c'est une question à laquelle il est impossible de répondre exactement. Nos fermiers les plus âgés n'en avoient pas eu connoissance dans leur enfance. Depuis l'instant qu'ils ont remarqué ce phénomène, il s'est toujours montré tel qu'il existe aujourd'hui. Ses rapports avec la petite vérole paroissent leur avoir été inconnus. Il est probable que c'est l'introduction générale de la petite vérole qui a occasioné cette découverte.

Sa naissance dans ce pays ne peut pas être d'une date fort reculée, parce qu'il n'y a pas long-temps que les femmes étoient exclusivement chargées de traire les vaches, ainsi que cela se pratique encore dans d'autres pays, et ce qui fait conséquemment que les vaches y sont à l'abri d'une maladie qu'elles ne peuvent contracter, comme nous l'avons vu, que par les mains de l'homme qui vient les traire après avoir pansé les talons d'un cheval (1), ou par

(1) J'ai appris d'une autorité respectable, que quoique les laiteries abondent en Irlande, cette maladie, parmi les vaches, y est entièrement inconnue ; la raison m'en paroît facile à découvrir. Tout ce qui regarde cette partie de l'économie domestique est exclusivement du ressort des femmes, et le préjugé à cet égard est même tellement fort, que si le dernier des valets étoit employé comme laitier dans une ferme, il seroit conspué par les autres de manière à trouver sa situation insupportable.

une vache infectée introduite dans le troupeau, ou par un domestique qui auroit contracté cette maladie ailleurs.

Quoique la connoissance de la source de cette maladie soit nouvelle dans l'esprit de la majeure partie de nos fermiers, elle a produit à la fin d'heureuses conséquences; et il paroît probable, par les précautions qu'ils semblent disposés à adopter, que cette maladie s'éteindra tout-à-fait, ou qu'elle deviendra extrêmement rare.

On me demandera peut-être si ces recherches sont un objet de pure curiosité, ou si elles se dirigent vers un but avantageux; je répondrai que malgré les heureux effets de l'inoculation, malgré toutes les améliorations survenues dans sa pratique depuis qu'elle a été introduite dans ce pays, il arrive encore assez souvent, et malgré les soins les plus assidus, des accidens graves de plusieurs genres; on ne peut donc être tout-à-fait sans inquiétude sur ses conséquences. Mais comme je n'ai jamais eu connoissance *d'aucun effet fatal* produit par la vérole de vache, même dans les circonstances les moins favorables, comme par exemple, celles ou l'inflammation avoit acquis un degré d'extension considérable, où la suppuration s'étendoit sur les mains ; et comme il est clairement prouvé que cette maladie est un préservatif certain contre l'infection de la petite vérole, ne pouvons-nous pas en conclure qu'il est encore préférable d'adopter ce genre d'inoculation, particulièrement dans les familles où, par certaines circonstances, nous avons à craindre que la petite vérole ne fasse des ravages.

C'est principalement le nombre excessif de pustules que nous craignons dans la petite vérole, et dans la vérole de vache il n'en paroît pas ; il ne semble pas possible non plus que la matière contagieuse produise cette maladie par l'écoulement ou par d'autres moyens que le contact intérieur; en sorte qu'un individu dans une famille peut avoir cette maladie, sans que les autres courent le risque d'en être atteints: plusieurs circonstances, dont j'ai été témoin, justifient l'assertion avancée que cette maladie ne peut être propagée par la contagion de l'air. Le premier enfant que j'inoculai avec la vérole de vache coucha toujours avec deux autres enfans qui n'avoient eu ni cette maladie, ni la petite vérole. L'un et l'autre n'en ressentirent aucun effet.

Une jeune femme qui avoit la vérole de vache dans toute la force, c'est-à-dire, plusieurs ulcères en maturité sur les mains et les poignets, continua à partager le lit d'une servante qui n'avoit jamais eu ni la petite vérole, ni la vérole de vache; cette dernière n'en éprouva aucune espèce d'indisposition.

J'ai encore à citer l'exemple d'une jeune femme qui, dans le même temps qu'elle étoit bonne auprès d'un enfant en très-bas âge, avoit sur les mains de larges ulcères de vérole de vache, en état de suppuration, et qui ne communiqua pas la maladie à cet enfant.

Sous d'autres points de vue encore, l'inoculation de cette maladie paroît préférable à celle de la petite vérole.

Dans les tempéramens qui sont disposés aux maladies scrophuleuses, il arrive, et nous le voyons souvent, que la petite vérole augmente l'activité du vice scrophuleux; et que la petite vérole soit bénigne, ou bien qu'elle soit sévère, ce n'est pas de l'une ou de l'autre de ces deux circonstances que paroissent dépendre l'augmentation et le développement de ce vice, puisqu'il a eu également lieu dans l'un comme dans l'autre cas.

Il y a des personnes qui, par quelques particularités dépendantes de leur constitution, résistent à l'effet ordinaire de la matière varioleuse insérée dans la peau, et qui sont en conséquence toute leur vie dans l'inquiétude sur les craintes naturelles qu'inspire la contagion. La vérole de vache leur offre le moyen facile de les dissiper entièrement et pour toujours. Et comme nous avons vu que la constitution peut être quelquefois disposée à ressentir un accès de fièvre par la vérole de vache, n'est-il pas possible que dans de certains maux chroniques on l'introduise dans le système avec la probabilité, fondée sur les principes bien connus de la physiologie, d'obtenir un soulagement ?

Quoique je prétende que le système puisse être quelquefois disposé à ressentir une attaque de fièvre dans la vérole de vache, cependant j'ai à citer un seul exemple qui s'est passé sous mes yeux, où le virus n'a eu qu'une action locale; mais il n'est pas le moins du monde probable que la même personne résistât à la vérole de vache, et à la petite vérole.

Elizabeth Sarsenet étoit servante à la ferme de Newpark. Dans cette paroisse, toutes les vaches, ainsi que les domestiques employés à les traire, eurent la maladie; mais cette femme, quoiqu'elle eût plusieurs ulcères sur les doigts, ne ressentit ni douleurs sous l'aiselle, ni indisposition générale. Ayant été ensuite accidentellement exposée à la contagion de la petite vérole, elle l'eut d'une manière très-douce.

Hannah Pick, une autre servante de la ferme, eut de même la vérole de vache, avec cette différence, que non-seulement elle eut des ulcères sur les mains, mais encore qu'elle fut très-incommodée pendant un jour ou deux; après cela, je fis plusieurs tentatives pour lui donner la petite vérole par inoculation, et elles furent toutes infructueuses. Par le premier des deux exemples que je viens de citer, nous voyons donc que l'économie animale est sujette aux mêmes lois dans ces deux maladies.

L'exemple suivant qui est parvenu depuis peu de temps à ma connoissance, rend très-probable que non-seulement les talons du cheval, mais encore d'autres parties du corps de cet animal, peuvent engendrer le virus qui produit la vérole de vache.

Une inflammation très-étendue, du genre de l'érysipèle, se manifesta, sans cause apparente, sur le haut de la cuisse d'un poulain qui appartenoit à M. Millet, fermier à Rockampton, village près de Berkeley. L'inflammation dura plusieurs semaines, et à la fin se termina par la formation de trois ou quatre petits abcès. Les fomentations et les pansemens furent appliqués par les mêmes personnes qui étoient habituellement employés à traire les vaches. Ces animaux étoient au nombre de vingt-quatre, ils eurent tous la vérole. Les personnes de la ferme journellement employées à traire les vaches, étoient, la femme du fermier, un valet et une servante; ils en furent tous attaqués. Le valet, qui avoit eu déjà la petite vérole, n'en fut presque pas incommodé; la servante qui, quelques années auparavant, avoit eu la vérole de vache, l'eut aussi cette seconde fois d'une manière très-douce; mais la fermière qui n'avoit eu ni l'une ni l'autre de ces maladies, en ressentit très-sévèrement les effets.

Il paroît presque hors de doute que la

maladie communiquée aux vaches par le poulain, et des vaches aux personnes chargées de les traire, est la *vraie* et non *supposée* Variola Vaccina. (voyez la note, page 4) Cette preuve seroit cependant plus satisfaisante et plus complète, si la femme du fermier avoit pu ensuite être mise à l'épreuve de l'action de la matière varioleuse ; mais la situation où elle étoit alors ne me permit pas de la soumettre à cette expérience.

On verra sans doute que les recherches auxquelles je me suis livré, sont fondées sur les bases de l'expérience ; et si cependant j'ai quelquefois, par occasion, admis des conjectures, ce n'a été que dans le dessein de présenter aux personnes propres à de telles discussions, des objets pour une recherche plus exacte et plus détaillée. En même temps, je ne cesserai de m'en occuper, encouragé par l'espérance qu'elles peuvent être un grand bienfait pour l'humanité.

FIN.

www.ingramcontent.com/pod-product-compliance
Ingram Content Group UK Ltd.
Pitfield, Milton Keynes, MK11 3LW, UK
UKHW020327220726
13923UKWH00003B/1413